PERDITA DI GRASSO DI PANCIA ESTREMO

TIME TO BURN GIÙ TUTTI QUEI GRASSI NEL VOSTRO
CORPO ALL'INTERNO DI UN LAMPO DI TEMPO

Autore di

Dr. Mike Drew

Copyright 2016

DESCRIZIONE DEL LIBRO

È grasso ventre il tuo problema principale? Ora è necessario preoccuparsi non di più perché questo libro vi fornirà tutte le tecniche e linee guida basate su procedure consolidate attraverso anni di ricerche sulla combustione dei grassi pancia.

Questo è uno dei problemi più comuni che nostra vita ogni giorno. Una delle verità fondamentali circa il nostro corpo è che è estremamente flessibile nella sua naturalezza e il modo migliore per perdere grasso ventre veloce è per mezzo di duro lavoro in maniera impeccabile e motivato su base regolare.

Il punto principale di questo libro è di insegnare i principi della spina dorsale molto di nutrizione, esercizi fisici, avendo buon sonno, bere abbastanza acqua, mantenendo il tuo ventre e altri modi migliori per aiutare a sbarazzarsi di quei grassi nel vostro corpo. Inoltre, le donne più anziane con problema grasso ventre non sono lasciate alle spalle, tutti i trucchi migliori e consigliati sono in cooperato in questo libro pieno di saggezza. Grassi in eccesso nel nostro corpo possono portare a molte complicazioni di corpo e causare morte. Questo libro vi aiuterà efficacemente da utilizzare delle semplici tecniche che vi porterà nella direzione giusta per raggiungere i tuoi obiettivi. Con il tempo e la pratica, queste tecniche vi servirà tutta la vita di mantenere un peso sano e livello di fitness.

Questo libro ti porterà attraverso il tipo di pasti con grassi buoni e cattivi. Anche se, grassi sono per lo più considerati non integro, ci sono quei grassi che sono buoni per la nostra salute.

SOMMARIO

INTRODUZIONE

Per lo più, a causa del nostro modo di vivere, il grasso della pancia sono essendo un problema comune a uomini e donne. Questo deve essere un problema per un lungo periodo di tempo e noi abbiamo davvero faticato a rettificare questa situazione. Se si tratta di un aspetto migliore o più sani, che uomini e donne è fatto a volte fatica a perdere questo peso. Questo a sua volta conduce alla frustrazione e alla fine tornare al vecchio modo di fare le cose.

In questo libro cercherò di affrontare alcuni dei dilemmi più comuni che può avere incontrato quando si perde il grasso della pancia e come si può superare loro. Passeremo in rassegna alcuni dei regimi di esercizio più popolari là fuori oggi e anche noi esamineremo alcuni degli equivoci più comuni fare la dieta che in definitiva hanno portato alcuni uomini e donne al fallimento.

Se in qualsiasi momento che ti senti a disagio o preoccupato per uno qualsiasi dei consigli trovato in questo libro; si prega di controllare con il vostro medico in primo luogo. Questo libro è solo per essere preso come un molto semplificato-Guida alla pancia, perdita di grasso e una maggiore fitness con l'obiettivo di migliorare la vostra salute generale a lungo termine.

Inoltre, tenete a mente che il potere di perdere il grasso della pancia è in definitiva dentro di voi. Finché si bastone ad un regime di esercizio e guardare che cosa mangiate vi posso garantire che riuscirete nel vostro viaggio e come milioni di altre persone si potrà sfruttare i vantaggi eccellenti di miglioramento della salute e fitness

L'intenzione di questo libro non è solo per insegnarti cosa di stare lontano da quando si tratta di vostri inseguimenti di perdita di grasso, ma anche a spiegare come in modo efficiente e con successo fare per raggiungere il tuo ventre grasso piano obiettivi in modo sicuro e duraturo.

CAPITOLO 1

TASSO DI COMPRENSIONE PANCIA E METABOLISMO

CHE COSA È IL GRASSO DELLA PANCIA

Grasso della pancia è classificato in due forme:

Grasso della pancia viscerale – questo tipo di grasso è situato all'interno della cavità addominale, che significa che è molto più in profondità nella pelle e trovato tra gli organi interni.

Grasso sottocutaneo della pancia – questo tipo di grasso si trova tra la pelle e i muscoli addominali.

Grasso sottocutaneo e viscerale della pancia dà il tuo ventre un brutto aspetto e aspetto decisamente poco attraente. Poiché il grasso della pancia viscerale si trova più profondo tra gli organi interni, esso altamente metta a rischio la salute. Inoltre, questo tipo di grasso contribuisce anche molte malattie che possono portare alla morte.

CONOSCERE IL TASSO DI METABOLISMO

Conoscere il tasso di metabolismo è il fattore chiave per ridurre il grasso della pancia.

Il metabolismo è il processo che il corpo utilizza per convertire il cibo in energia. Senza questa energia il nostro corpo non può funzionare nel modo giusto. L'energia è sotto forma di calorie. Ogni funzione corporea si basa sul metabolismo in una certa misura.

Metabolismo include i cambiamenti fisici e chimici che avvengono all'interno delle cellule del corpo. Attività nel corpo si verifica attraverso il processo di metabolismo e cellule abbattere di prodotti chimici e sostanze nutrienti per produrre energia. Metabolismo efficiente richiede nutrienti, glucosio e sangue ossigenato. Gli enzimi sono molecole che accada il metabolismo, e le sostanze nutrienti sono le vitamine e i minerali che agiscono come coenzimi essenziali. Carenza di sostanze nutritive provoca errore di determinate funzioni metaboliche che presentano sintomi di malattie.

Diversi fattori che influenzano il vostro tasso metabolico:

1) Età - dopo l'età di trenta, metabolismo tende a rallentare.

2) Genere – le donne tendono a bruciare calorie più lenti rispetto agli uomini.

3) Muscolare - il muscolo più hai, più alto sarà il vostro tasso metabolico.

4) Attività di livello - più sei attivo più alto sarà il vostro tasso metabolico.

5) Geni - ci possono essere un aspetto ereditato; Alcune persone tendono ad avere più velocemente i tassi metabolici rispetto ad altri.

Se si mangia una dieta equilibrata e sana e un sacco di esercizio e mantenere il vostro corpo al top della forma in esecuzione, il vostro metabolismo brucerà calorie rapidamente. Una vasta gamma di argomenti per aiutare a massimizzare la vostra salute generale, nutrire il vostro corpo e l'esercizio, che aiuta il vostro corpo funzionare al massimo della sua capacità e aumentare il vostro metabolismo.

Come iniziare il vostro viaggio attraverso questo libro e i molti temi importanti che ti porteranno a una migliore comprensione di come effettivamente perdere e lasciare stare il grasso della pancia in eccesso, ci sono alcune importanti considerazioni metaboliche che devono essere comprese e accettate in ordine per poter meglio applicare le informazioni che sono coperto. Tutti noi abbiamo caratteristiche diverse come individui che abbiamo ereditato dai nostri genitori. Il nostro colore degli occhi, la nostra altezza, il suono delle nostre voci e molte altre caratteristiche sono parte del mix di tratti che ognuno di noi porta con noi come vivere la nostra vita. Sono inclusi in questo mix di caratteristiche che ereditiamo tutte le nostre tendenze verso guadagnando peso grasso. Proprio come il nostro colore degli occhi, l'altezza o voci possono essere molto diversi da altro, così troppo può essere i metabolismi e le caratteristiche di grasso corporeo che si ereditano e portiamo con noi per tutta la vita.

Come ci si sposta in avanti con lo sviluppo di un piano per prendere il controllo del vostro livello di grasso di pancia, è importante che accetti che non siamo tutti uguali quando si tratta di nostri metabolismi. È anche importante che tu capisca che cosa li rende unici in termini di proprie caratteristiche metaboliche. Quando si tratta di perdere il grasso della pancia, è importante che comprendete ciò che rende il tasso di metabolismo unico che è stato affrontato al fine di sviluppare un piano adeguato per la perdita di grasso.

Probabilmente avete già riconosciuto se il tuo metabolismo è presente il lato veloce o lento, e se hanno lottato con l'essere in sovrappeso sicuramente avete notato che si tende ad aumentare di peso in alcune zone più di altri. Nel riconoscere queste cose su di te, probabilmente avete anche riconosciuto che altri possiedono tendenze metaboliche e le caratteristiche di grasso corporeo che sono diverse da quello proprio. Mentre si sono suscettibili di avere già fatto questi tipi di approfondimenti generali riguardanti tue tendenze verso guadagnando grasso nella pancia, ci sono alcune influenze metaboliche specifice che è necessario considerare più da vicino al fine di comprendere meglio le caratteristiche metaboliche uniche che vi portate e il percorso unico che si dovrà prendere al fine di ottenere il controllo del grasso corporeo.

Influenze metaboliche quali i geni che avete ereditato dai vostri genitori, l'unici metabolici sviluppi che si sono verificati mentre è cresciuto a tua madre e le scelte di stile di vita che si hanno reso fino a questo punto nella vostra vita tutto il merito che alcuni fino alla considerazione prima di iniziare a sviluppare le specifiche del vostro piano di perdita di grasso della pancia. È importante comprendere il ruolo che possono svolgere tali fattori nel determinare le tendenze di una persona verso guadagnando grasso corporeo in modo che è possibile iniziare ad analizzare come si applicano a voi in particolare. Questo vi permetterà di capire meglio la tua situazione distinte e come meglio mettere insieme un piano per tenere conto di eventuali contestazioni metabolici che potrebbero essere presenti nel vostro corpo, come si perseguire i vostri obiettivi di perdita di grasso della pancia.

Questi benefici per la persona media possono significare una postura notevolmente migliorata, che a sua volta aumentare la fiducia e aiutare a sentirsi bene con se stessi.

Lavorando la zona intera addominale si stringerà il girovita visivamente facendo sembrare più snella, anche se non è.

Con una vita più stretta vedrà meglio nell'abbigliamento; e anche un bell'aspetto fuori abbigliamento troppo

Questo libro si concentra sulle tecniche di grasso di pancia rapido e trucchi che verranno aiuterà a sbarazzarsi dei grassi in eccesso nella vostra pancia. Questi giorni la gente ha meno tempo a fare le cose che vogliono o bisogno di fare e che comprende il mantenimento sani e in forma. Se si sono dedicati e impegnata a ridurre il grasso in eccesso nella vostra pancia si farà sempre tempo per esercizio.

Il vostro corpo è una collaborazione di sistemi che lavorano insieme. Proprio come con un'auto o altra macchina, l'efficienza di ogni singolo sistema o parte dipende da altri. Ad esempio, se avete un problema fisico/medico può influenzare il vostro emozionale e viceversa. Per sentirti al meglio tutte le cose devono lavorare insieme in un approccio liscio.

I nostri corpi sono continuamente rinnovare tessuti e cellule per sostituire quelli morti, morenti o debole. Questa è una parte del metabolismo chiamato anabolismo. Tale termine si riferisce alla creazione di nuovi. Un'altra parte del metabolismo è catabolismo. Questo termine si intende la scomposizione dell'energia al fine di fornire il carburante che il corpo ha bisogno per poter funzionare.

Quando si stanno esercitando energia, come quando si esercita, il vostro corpo richiede più ossigeno e, naturalmente, energia supplementare. Catabolismo prenderà automaticamente a e il tuo corpo inizierà la conversione, o abbattere (calorie), il cibo in energia utilizzabile. A volte, a seconda della situazione, il tuo corpo può effettivamente iniziare suddivisione del grasso per essere utilizzati come questa energia.

In sostanza, il metabolismo consiste di due completamente opposte funzioni. Uno è la costruzione di o creazione delle cellule e l'altro è la rottura verso il basso o la conversione delle calorie in energia. Questo è il rapporto tra metabolismo e gestione grasso di corpo.

Il corpo utilizza calorie nel modo che sono necessari nel momento in cui che vengono consumati. At ogni momento il tuo corpo ha bisogno di carburante solo per andare avanti. A seconda del livello di attività, si possono richiedere più o meno calorie per funzionare efficientemente. Alcune persone hanno tasso metabolico più elevato rispetto ad altri. Qualche esercizio regolarmente, che costruisce i muscoli e i muscoli di lavoro straordinario nel bruciare calorie per loro.

Il punto è che con lo sviluppo di muscoli si bruciano calorie durante l'attività e il tasso di metabolismo aumenterà perché hai i muscoli che hanno bisogno di nutrimento. L'esercizio aerobico è grande per questo. Il tuo corpo si spendono più calorie sul processo di bruciare calorie; romperle per l'energia necessaria per esercitare e creazione di celle per i muscoli, è sicuramente un ottimo modo per gestire il tuo tasso di metabolismo.

Comprendendo che il metabolismo modo funziona si può più facilmente trovare modi di gestire e manipolare. Questo controllo risulta più facile gestione grasso di corpo. Perdere il grasso della pancia può diventare una questione di gestione il tasso di metabolismo insieme a mangiare a destra. Questo rende il grasso della pancia perdere molto più facile e più veloce.

CAPITOLO 2

SVILUPPARE LA MENTALITÀ GIUSTA PER PERDITA DI GRASSO

Raggiungere ogni cosa buona nella vita richiede molto impegno e determinazione, stesso vale per il piano di perdita di grasso di pancia. È necessario essere pienamente impegnati a raggiungere il successo nei vostri obiettivi di perdita di grasso della pancia.

È importante innanzitutto conoscere la mentalità giusta da seguire in modo totalmente si potrà dedicare al vostro obiettivo di perdita di grasso della pancia che vi porterà al vostro successo.

Ci vuole un sacco di determinazione e di messa a fuoco di esercitare e seguire un programma di dieta. Si può sentire come una battaglia continua a essere concentrati e rimanere in forma.

È difficile seguire qualsiasi piano di perdita di grasso della pancia, perché ogni giorno si hanno un sacco di tentazioni turbinano intorno, che potrebbe portare fuori rotta. Hai bisogno di controllare voi stessi da voglie di cibo che potrebbero essere difficile da ignorare, e si deve far fronte con significativi cambiamenti alla vostra routine regolare in modo è possibile interrompere le abitudini che sono causa di immagazzinare più grasso.

Inoltre, è anche necessario gestire lo stress della vita quotidiana e le esigenze del tuo lavoro, famiglia e tuoi amici anche. Sarete sopraffatti, e non avete una scelta, ma alla destreggiarsi tra queste cose nella vostra vita di attaccare al vostro piano di perdita di grasso di pancia e vivere una vita dignitosa.

Perdita di grasso non è facile. Ecco perché la maggior parte delle persone non riescono o ad abbandonare il loro piano di perdita di grasso della pancia. È facile pensare che sono privazioni e si sente come tutto funziona contro di voi. Quindi, è meglio trovare la giusta mentalità, una volta che si inizia il vostro viaggio di perdita di grasso della pancia, così si possono superare questi ostacoli e per rimanere sulla strada giusta per la perdita di grasso della pancia.

L'impegno è uno stato della mente che è necessario per raggiungere attraverso la determinazione, motivazione, pensiero positivo e forza di volontà.

1) Identificare le ragioni - il primo passo è quello di identificare le ragioni perché si vuole perdere grasso della pancia. Questo ti aiuterà a trovare la motivazione e la forza motrice che è necessario rimanere impegnata e bastone per i vostri piani fino ad ottenere i risultati desiderati. Perche ' vuoi perdere grasso della pancia? Lo fai per bellezza o per la salute? Indipendentemente dalle ragioni, è cruciale per identificarli in modo specifico.

2) Impostazione vostro obiettivo - il passo successivo consiste nell'impostare obiettivi specifici, in modo è possibile definire i vostri obiettivi che potete iniziare a lavorare per. È ideale per essere più specifici possibile, quindi sapete esattamente cosa si vuole raggiungere. Invece di dire se vuoi perdere grasso, è possibile definirla più come perdere 50 chili di grasso in tre mesi. Impostando determinati obiettivi di perdita di grasso, si può vedere proprio il vostro progresso.

3) Il tuo piano - fare un altro passo è quello di fare un piano su come è possibile ottenere loro. Date un'occhiata sulla vostra situazione attuale e specificare le modifiche importanti e i passi di azione che è necessario prendere per raggiungere il tuo obiettivo.

Armatevi con le migliori strategie per attaccare al vostro piano rendendolo realistico e piacevole. Adattare un regime di fitness per voi stessi, che può aiutare a perdere pancia grassa e composta di esercizi che si possono godere. Seguire una dieta che è composto da cibi sani.

Inoltre è fondamentale che si prepara il corpo e la mente per i cambiamenti che si verificheranno. Si deve essere consapevoli che attaccare al vostro piano bisogno qualche duro lavoro sia mentalmente che fisicamente. Si può aumentare le probabilità di avere successo con il vostro piano di perdita di grasso di pancia se si conosce già il volume di sforzo che è necessario esercitare prima di iniziare effettivamente il viaggio. Con questo, c'è la bassa tendenza a rinunciare nonostante le tentazioni, perché si sono preparati.

Il pensiero positivo è anche cruciale per qualsiasi piano di perdita di grasso della pancia. Spesso è facile perdere la concentrazione e rinunciare quando si sta pensando di cose negative. Una volta che cominci a dubitare di se stessi e il vostro piano di perdita di grasso della pancia, sarete facilmente sopraffatti dall'attività e quindi si potrebbe solo rinunciare nel bel mezzo del viaggio.

Attraverso il pensiero positivo, potrete soggiornare motivato e determinato. Continuerai a sviluppare la mentalità corretta che si può fare nulla, una volta messo nello sforzo. Ciò fornirà anche l'atteggiamento positivo per raggiungere i vostri obiettivi per la perdita di grasso della pancia.

Infine, è necessario rendersi conto che si merita un corpo sano e sexy. Questo è forse il passaggio più importante nella costruzione la mentalità giusta, che ti aiuterà a perdere grasso della pancia. Dovete rendervi conto che meriti di essere felice e sano. Troppo grasso nel corpo potrebbe portare a vari problemi di salute e potrebbe anche portare alla bassa autostima. Con la mentalità giusta, vi renderete conto che siete in grado di ottenere il corpo che si desidera e di vivere la vita che vuoi.

Tenete a mente che la perdita di grasso intorno alla vostra pancia è un compito difficile. Non c'è verità nel Adagio, nessun dolore nessun guadagno. Costruzione del corpo che si desidera non accadrà durante la notte. Ma una volta sviluppare la mentalità giusta per perdita di grasso di pancia e mentalmente preparati per il compito che ci attende, quindi siete due passi davanti al gioco.

CAPITOLO 3

ACQUA

Acqua agisce come un fattore importante ruolo chiave nella nostra salute. Il corpo umano ha una media di 68% di acqua e a seconda della parte del corpo o del tessuto, il contenuto dell'acqua varia dal 5% al 93%. In ambiente acquoso l'organismo pubblico in eccesso e anche prodotti non riciclabili e il sangue, così come il sistema linfatico trasporta l'escrezione per mezzo di tratti renali, intestinali, pelle e polmoni.

Minerali non sono facilmente ottenuti dalla dieta normale che le persone consumano quindi optano per prendere acqua minerale. Insufficiente apporto di acqua nel corpo potrebbe creare distruzione del rene che infatti il rene è responsabile per l'escrezione delle tossine dal corpo. Quando il corpo non dispone di acqua che provoca seri danni al corpo e le tossine si accumulano nel tessuto connettivo muscolo. Acqua è costituito da una combinazione di due ioni H ioni e ioni OH che sono quasi uguali nel corpo. Quando l'acqua nel corpo è eccesso la H + ioni (acido) o equilibrio (alcalina) OH-ioni e prevenire acidità nel corpo

Tuttavia, l'acqua è la cosa fondamentale nella perdita di grasso della pancia per cui quando le reazioni del metabolismo si verificano aids nell'escrezione dei prodotti tossici dal corpo perché il processo di escrezione avviene solo con uno strumento di trasporto che è acqua e un detergente sintetico. Per lo stesso concetto esatto vale anche per la pulizia di tutte le navi nel corpo. Si consiglia di consumare l'acqua pura non acqua minerale o succo di frutta o caffè per una migliore reazione di metabolismo e salute corpo. Garantire che l'acqua che si prende non è contaminato con sostanze inquinanti perché molte persone andare per il gusto di acqua piuttosto che la sua purezza. Acqua è identificato per la tua vita così vista come un farmaco o quella bevanda che si è tenuto a prendere ogni giorno consumando almeno 4-5 bicchieri di puro acqua tutti i giorni

Per la rimozione delle tossine ed escretore nostri corpi hanno bisogno d'acqua perché è i più grandi solventi organici. La gente chiede, noi dovremmo consumare freddo o caldo? L'acqua calda è più sano e più efficace. Ha una resistenza molto più alta di pulizia a differenza di acqua fredda. Il corpo spendere molta energia al fine di portare il corpo torna alla temperatura normale. L'acqua calda è in ayurvedica come disintossicante e un attivatore del metabolismo. Acqua fredda può essere escreto dopo 6 ore. Mentre acqua tiepida è incorporato dopo appena 1 1/2 ore.

Inoltre, questo altro punto cruciale su come acqua aiuta quando si tratta di perdita di grasso di pancia. Durante il consumo di acqua fredda, più calorie sono usati per produrre l'acqua fredda riscaldata. Questo calorie che vengono memorizzati come un grassi nel corpo sono bruciati quindi riducono il grasso in eccesso e indesiderato nel vostro corpo.

L'acqua è vitale. Quindi fai una routine di consumare costantemente acqua gassata. Dopo un po', sarà sicuramente anche scoprire che l'acqua è un farmaco migliore. L'acqua è privo di calorie, non costosi e facile da accedere e per questo motivo, si dovrebbe sempre assicurarsi che si prende almeno 4-5 bicchieri al giorno.

CAPITOLO 4

ESERCIZI DI ALLENAMENTO DI COMPROVATA

Un piano completo di routine non coinvolgerebbe solo un esercizio per addominali bassi. Vostra dieta avrà sempre un impatto su come si guarda e si sente. Se si lavora, ma mangiano cibi malsani e dimenticare le importanti sostanze nutritive che il tuo corpo ha bisogno per ridurre il grasso della pancia, si lavora solo la strada verso il fallimento. Ecco perché è necessario per vivere una bassa percentuale di grassi, dieta sana.

Ridurre i carboidrati malsano e grassi dalla vostra dieta; eliminarli se potete. Consumare cereali integrali, carni magre, verdure e frutta invece. Ossessionata il miglior programma per addominali bassi non farà nulla di buono se non mangi spesso pasti sani.

È un dato di fatto che a seguito di un basso contenuto di grassi, basso contenuto di carboidrati dieta da sola non sarà sufficiente. È necessario eseguire alcuni allenamenti per voi per aumentare il vostro metabolismo.

ALLENAMENTI MIGLIORI PER UNA PANCIA GRASSA GRATIS

Combinando diversi tipi di esercizi, puoi indirizzare il tuo ventre piatto e iniziare a lavorare verso la pancia grassa che hai sempre sognato di.

(1) Core tonificante

Il nucleo del vostro corpo è costituito da gruppi di muscoli che includono il adominus del rectus, un grande muscolo in esecuzione dalla gabbia toracica al bacino; e i muscoli obliqui, che si trovano su entrambi i lati.

(2) Della plancia si muove

Plank pose mette il corpo in una posizione diversa rispetto a scricchiolii e sono spesso più impegnativo come bene. Si tratta di esercizi come il listone di lato che richiedono di sostenere il vostro corpo intero utilizzando solo due punti di contatto con il pavimento. Questo esercizio è semplice da eseguire e ancora abbastanza impegnativo per persone di tutti i livelli di fitness. Qui ci sono le linee guida per eseguire in modo efficace questo allenamento:

• Avviare da sdraiato su un lato con il gomito posizionato direttamente sotto la spalla

• Posizionare l'altra mano sull'anca e tirare gli addominali quanto si solleva l'anca di fondo il pavimento

• Tenere premuto per almeno 30 secondi prima di calare giù

Dopo aver finito di un insieme su un lato, cambiare lato e ripetere. Se trovate che non si può tenere voi stessi, è possibile modificare la posizione appoggiando la mano sul pavimento davanti a voi anziché sull'anca. Come si ottiene più forte, sarete in grado di tenere la posa più a lungo senza un sostegno supplementare. Plank pose sono raccomandate come sfidano i muscoli di abs. Insieme con cardio, queste mosse contribuiscono a rafforzare e snellire il vostro core, portando a un mezzo più snello e un corpo più sano globale.

(3) Cardio destinazione tonificante

Cardio Target, tonificazione da sola non è sufficiente a rivelare un stretto libero grasso della pancia. È importante incorporare alcune cardio allenamenti di spargere il grasso della pancia. Cardio migliora anche la resistenza, che significa che sarete in grado di ottenere attraverso allenamenti più difficili col passare del tempo. Sia gli intervalli ad alta intensità e training di resistenza a un ritmo più lento bruciare calorie e contribuire a ridurre il grasso corporeo complessivo. Jumping Jack, alpinisti e ginocchia in alto può essere fatto in casa in tutti i generi di tempo. Per più tempo, meno intenso cardio, provare a correre, nuotare o andare in bicicletta. Anche se una varietà di esercizi sono necessari per rafforzare e tonificare il nucleo.

(4) Il Crunch

Il Crunch è un esercizio eccezionale per un ventre grasso libero. Non è difficile da fare che il sit-up regolare, ed è ancora altrettanto efficace anche rafforzare gli addominali. I modi e mezzi per svolgere il Crunch sono di:

Il gomito al ginocchio Crunch

Questo è uno degli allenamenti migliori per un ventre piatto. Prima di imparare a fare questo esercizio, è necessario sapere che è necessario non eseguire se hai problema alla bassa schiena o problemi al collo.

I modi e i mezzi per eseguire questo esercizio sono:

Posizionate sulla schiena e poi portare le ginocchia verso il petto.

• Montare le mani dietro la testa con i gomiti esteso fuori. Quindi sollevare la testa e le spalle fuori del pavimento. Non sollevare con il collo, ma l'alzata con l'abs.

•Next passo è quello di estendere una gamba fuori come si ruotare il corpo in modo che il gomito viene verso il ginocchio opposto che è piegato.

• Come è ruotare nella direzione opposta tirando la gamba estesa verso di voi mentre allo stesso tempo estendendo l'altra gamba che si deve inalare.

• Cercate di tenere la parte bassa indietro premuto nel pavimento e tenere gli addominali contratti affinché rimanere in equilibrio.

Biciclette scricchiolii

Gli scricchiolii biciclette sono più efficaci in quanto lavorano più di un gruppo di muscoli allo stesso tempo. Prova questo esercizio di:

• Prima sdraiati sulla schiena
• Posizionare le mani dietro la testa

Apportano le ginocchia ad un angolo di 90 gradi.

• Se non inserite tirando sul collo, ruotare il busto a sinistra, portando il gomito destro al ginocchio sinistro.

• At stesso tempo, estendere la gamba destra sopra la terra. Tornare al centro e ripetere sul lato opposto, andando ad un ritmo che è comodo per voi.

CAPITOLO 6

IL CONTROLLO SULLA VOSTRA DIETA

ALIMENTI CHE FANNO BENE PER PERDERE GRASSO VENTRE

Ecco un elenco di alcuni dei migliori alimenti per aiutare frenare che il grasso della pancia e farti tornare in pista. Ricordate, rispettare il piano di dieta e assicurarsi di seguire il vostro esercizio di routine per ottenere risultati ottimali.

Specifici tipi di alimenti possono aiutare a perdere grasso, mentre gli altri aiutare soggiorno grasso nel vostro corpo, specialmente intorno alla vostra pancia. Seguendo una dieta composta da alimenti che sono ricchi di proteine e di fibre può aiutare a spargere il più grasso e mantenere un corpo magro.

CIBO A PRENDERE

1) Ridurre l'assunzione di calorie

Le donne possono aumentare la loro attività fisica giornaliera, ridurre al minimo l'assunzione di calorie o utilizzano una miscela di questi metodi per eliminare il grasso. Più spesso che no, impostazione di un limite l'apporto calorico giornaliero non superiore a 500 calorie può aiutare a eliminare un chilo di grasso ogni settimana. E quando si aumenta il dispendio energetico di 500 calorie al giorno, può aiutare a sbarazzarsi di a circa due chili di grasso corporeo alla settimana.

2) L'importanza della fibra in eliminando il grasso

Fibra aiuta il corpo a sentirsi pieno anche con poche calorie, che è utile per la perdita di grasso. È ideale per includere nella vostra dieta con verdure non amidacee, tra cui broccoli, peperoni freschi, pomodori, cetrioli, sedano, cavolfiore, funghi e altre verdure a foglia verde. Si consiglia inoltre di includere frutta a basso contenuto calorico come fragole, meloni e mele. Anche mangiare legumi, noci e semi che sono ricchi di proteine e di fibre. Scegliere il pane integrale, cereali, quinoa e riso integrale.

3) Farina d'avena è molto ricca di fibra, vitamine e minerali e carboidrati complessi.

Si può mangiare farina d'avena pianura, non zuccherata al mattino. Per migliorare il gusto, è possibile aggiungere frutta come banane, fragole o kiwi. È inoltre possibile aggiungere avena per frullati di frutta per energia aggiunta e di controllare la tua fame.

4) Aumentare l'apporto proteico

Scegliere gli alimenti che sono ricchi di proteine, che comprende prodotti lattiero-caseari. Basato su ricerche, piani di dieta che sono limitati caloria combinato con dieta ricca di proteine e allenamento di resistenza portare a maggiore perdita di grasso rispetto ad un programma con dieta povera in proteine. Assicurarsi di includere carni ricchi di proteine come pollame, albume d'uovo e frutti di mare.

Carne rossa come carne di manzo e agnello sono le migliori fonti di proteine. Ma scegliere i tagli più magri e sbarazzarsi di grasso visibile. Oltre a proteine, carne rossa è anche una buona fonte di ferro, folato, acidi grassi essenziali e vitamina B12. Essere sicuri di non over-cuoco carne rossa per preservare la proteina.

Basso contenuto di grassi prodotti lattiero-caseari sono consigliati anche come ricotta, latte e yogurt bianco greco. Oltre a proteine, questi sono molto ricchi di calcio che non solo vi aiutano ossa sane e forti di costruzione, vi può aiutare a rimanere in forma.

Calcio segnala al corpo di assorbire meno grassi, regola la pressione sanguigna e aiuta il corpo a prevenire l'insorgenza di osteoporosi.

CIBI DA EVITARE E AUMENTARE LA PERDITA DI GRASSO

Si può effettivamente perdere grasso corporeo eliminando o limitando l'assunzione di determinati tipi di alimenti che possono ostacolare la perdita di grasso. Evitare cibi fatti con cereali raffinati (riso bianco, pane bianco e pasta normale) e prodotti da forno. Questi sono davvero deliziosi, ma non sono ne vale la pena. Quelle ciambelle imballate, mini muffin o tazza-torte al cioccolato non farà che aumentare l'assunzione di calorie e lo zucchero, e anche se non sono facili da digerire.

Anche evitare patatine salate, cibi fritti, grassi di carne come maiale e bevande dolci come bibite, succhi di frutta in scatola, limonata e tè zuccherato. Sostituire queste bevande con acqua naturale, acqua ghiacciata. È possibile aggiungere erbe o limone all'acqua per migliorare il sapore.

Tenete a mente che questo è per un orientamento generale sulla nutrizione di perdita di grasso. Per essere certi, è necessario consultare un dietista, che è cruciale se avete esistenti condizioni di salute come il diabete, l'artrite o malattie cardiache.

CAPITOLO 7

DORMIRE A SUFFICIENZA

COME IL SONNO È LEGATO ALLA PERDITA DI GRASSO DI CORPO

Con diversi studi condotti in tutto il mondo, si vede che la gente che manca il sonno tende hanno più alte percentuali di grasso corporeo. Diamo un'occhiata ai tre ormoni che vengono colpiti. Questi ormoni sono:

1) Grelina ormone – questo ormone indicano la fame; che ti dice quando il tuo corpo ha bisogno di mangiare. Meno sonno causa un aumento nei livelli di grelina. Se non si ottiene abbastanza sonno si dispone di più di questi ormoni di fame che ti dice che sei affamato.

2) Leptina ormone – questo ormone dirvi quando il tuo corpo è pieno e la mancanza di sonno causa una caduta della leptina. Se non avete abbastanza leptina il vostro corpo non riconosce che sei pieno e puoi impostare per eccesso di cibo.

3) Cortisolo, l'ormone - mancanza di sonno può aumentare la produzione di ormone dello stress, il cortisolo. Il cortisolo è conosciuto soprattutto per l'aumento di grasso della pancia. Se il tuo sonno è privato; il cortisolo aumenta e si sono a rischio per i livelli elevati di grasso della pancia se ci si allena o non.

Perché sonno può influenzare il vostro progresso di perdita di grasso di corpo generale. Se sei un duro allenamento, lavoro fuori con un gruppo di formazione personale, diritto di mangiare e bere abbastanza acqua; prova a guardare il vostro sonno. Con gli stress della vita quotidiana nella nostra società, il sonno diventa spesso un ripensamento. Essere sicuri di ottenere almeno 8 ore di sonno per notte e prendere qualche inventario su come ti fa sentire, sia mentalmente che fisicamente.

Sonno è effettivamente condotto con un sacco di attività del cervello. Neuroni nel cervello funzionano come minuscoli interruttori, trasformando il tuo corpo e fuori tra gli Stati di Veglia e sonno. Quando le persone sono svegli, una sostanza chimica nota come adenosina aumenta lentamente nel cervello.

Questo prodotto chimico ti fa arrivare stanchi. Il corpo hanno bisogno di periodi di sonno così può rimuovere l'adenosina e fornire il cervello con nuova energia e la vigilanza necessaria per ottenere attraverso le ore di Veglia.

Come si snooze, si passa attraverso cinque fasi del sonno. Nelle prime quattro fasi, si inizia con un sonno leggero (fase 1) e progredire al sonno profondo (fase 4). Sarebbe difficile per svegliarti quando sei in fase 4 sonno. La Quinta tappa di un ciclo di sonno è il sonno di REM, o sonno veloce del movimento dell'occhio.

Questa è la fase quando si dispone di sogni. Ogni ciclo di sonno dura tra una e due ore per completare, e si sposta attraverso il sonno diversi cicli ogni notte.

TECNICHE E STRATEGIE PER AIUTARTI A DORMIRE BENE

Se sonno sta eludendo tu, o tu soffri di insonnia, è importante prendere tutte le misure è possibile per migliorare il numero di ore dormite e la qualità del sonno si sta realizzando. Modi migliori per farti dormire bene la notte includono facendo piccoli aggiustamenti alla vostra routine di andare a dormire e le vostre attività durante tutta la giornata.

(1) Ambiente camera da letto

Creare uno spazio di sonno-splendida nella vostra camera da letto. Rimuovere qualsiasi TV, sistemi di gioco, computer o altri dispositivi elettronici da quella stanza e renderlo uno spazio che invita il resto. Tenere la camera fresca, idealmente tra 60 e 67 gradi. Non ci dovrebbe essere alcun rumore fastidioso. Rumore bianco o rumore di fondo come un ventilatore o un elemento di acqua può essere utile.

Controllare l'illuminazione. Si desidera totale oscurità quando stai cercando di dormire, così appendere alcune tende alle eventuali porte o finestre dove la luce può fuoriuscire in. Il risultato finale dovrebbe essere un'oasi di tranquillità.

Potrebbe essere necessario apportare alcune modifiche al tuo letto. Assicurarsi che il vostro materasso e cuscini sono confortevoli e pulite. Se hai dormito nello stesso letto per 10 anni o più, potrebbe essere il momento di investire in un materasso nuovo e più solidale. Ci sono un numero di loro sul mercato progettato per aiutare i consumatori a dormire meglio.

(2) Rituali prima di coricarsi

È possibile migliorare le vostre probabilità di ottenere sonno una buona notte di stabilendo e attenersi ad una routine regolare. Anche se ti consideri impulsivo e spontaneo, il tuo corpo apprezza una routine e risponde ad esso. Impostare un programma di andare a dormire. Cercare di andare a letto e svegliarsi allo stesso tempo ogni notte, anche durante i fine settimana o quando non devi lavorare o alzarsi presto. Questo imposterà il tuo orologio interno e consentono di che ottenere in un modello di dormire ad orari regolari.

Addestrare il vostro corpo per sapere la sua prima di coricarsi. Prendere un bagno caldo o una doccia, o fare qualcosa di specifico che separa le attività che si sveglia alle vostre attività di andare a dormire. Leggere un libro per un po', o ascoltare musica rilassante. Stabilire questi rituali vi aiuterà transizione in sonno.

(3) Meditazione e Yoga

Parte della vostra routine di andare a dormire potrebbe includere yoga o meditazione. Questi tipi di pratiche possono rilassare la mente e portarla in sincronizzazione con il tuo corpo. Una posa di yoga semplice che si possono praticare prima letto è chiamato il rilancio di piatto gamba. Devi semplicemente sdraiarsi sul pavimento, con la schiena premuta piatto contro di esso. Piegare un ginocchio ed estendere l'altra gamba. Sollevare lentamente il piedino raddrizzato in su nell'aria fino a quando è a un angolo di 90 gradi con il tuo corpo. Abbassarlo lentamente indietro fino a terra. Fare questo 10 volte con ogni gamba e tua mente otterrà tranquilla, i muscoli di schiena e collo comincerà a rilassarsi e sarete pronti per andare a dormire.

Meditazione non deve essere complicato. Una volta si sono sistemati comodamente nel vostro letto, pratica la respirazione addominale, stai contribuendo a rilassare il vostro corpo e la vostra mente, preparandoti per dormire meglio. Mettete le mani sulla pancia e prendere respiri profondi attraverso il naso. Mentre espiri, concentrare la mente su quel respiro che esce dalla tua bocca. Quando ci si concentra su questo, si prende la mente dai pensieri che potrebbe distrarre dal resto e tenervi svegli. Potrebbe aiutare a immaginare un posto tranquillo, mentre si sta respirando. Visualizzare un lago calmo o un mountaintop ombroso e posizionarsi lì nella tua mente.

(4) Esercizio

Uno dei modi migliori per dormire è meglio affinché che sono fisicamente esausti alla fine della giornata. Ottenere qualche esercizio e il tuo corpo sarà pronto per dormire quando è il momento. L'esercizio vigoroso che aumenta l'attività cardiovascolare è il modo migliore di portare te stesso fuori, ma anche leggero esercizio si otterrà fisicamente stanco prima di andare a dormire. Fare tutto il possibile per incorporare l'attività fisica nella vostra giornata. Se avete limitazioni, fare qualcosa di semplice come una passeggiata di 30 minuti o una nuotata delicata. Qualunque cosa tu possa fare per dare voi stessi un lampo di attività fisica mentre sei sveglio ti aiuterà più tardi in serata.

(5) Gli alimenti per dormire

Prestare attenzione alla vostra dieta. Ciò che si mangia può avere un impatto sulla vostra capacità di dormire comodamente. È importante evitare cibi pesanti e grandi pasti prima di coricarsi. Ci sono alcuni alimenti che sono gli ingredienti che verranno aiuterà a dormire. Prova questi:

•Almonds - sono imballati con triptofano e magnesio, che sono noti agenti di sonno. Sono bravi a rilassanti le funzioni muscolari e nervose e aiutare il tuo cuore rallentare.

•Honey. Se intenzione di rilassarsi con una tazza di tè prima di coricarsi, mescolare un cucchiaino di miele in esso. Racconta il tuo cervello di essere meno attenti, che vi aiuterà a spegnere e.

•Dark cioccolato. Sembra impossibile, soprattutto perché il cioccolato al latte è uno stimolante. Tuttavia, il cioccolato fondente contiene serotonina, che calma il vostro corpo e la vostra mente.

•Bananas. Il potassio in questo frutto allenterà i muscoli e i nervi. Le sostanze nutritive in banane sono anche trasformate in serotonina il tuo corpo, ti aiuta a rimanere calmo e pronto a dormire.

•Turkey. Probabilmente pensato che nap di ringraziamento era un prodotto di troppa torta, ma la Turchia ha triptofano, che viene poi trasformato in serotonina e melatonina dal vostro corpo.

Hai visitato formazione e mangiare ottimo, ma ancora non perdere peso velocemente come pensi che si dovrebbe? Forse avete bisogno di guardare quanto (o quanto poco) si dorme.

Una connessione principale è che quando si è privati del sonno, non vi state dando adeguato recupero da personal training e altre sessioni di allenamento, e non si riparerà i muscoli abbastanza bene. Un altro motivo è che se si è stanchi, le sessioni di training personale non sarà efficace, rallentando così la perdita di grasso.

CAPITOLO **8**

TRUCCHI DI PERDITA DI GRASSO DELLA PANCIA PER LE DONNE ANZIANE

Donne oltre 50 anni e soprattutto tendono ad avere più grasso della pancia rispetto agli uomini. Ci sono alcune ragioni dietro questo avvenimento uno di loro essendo ormoni. La ricerca dimostra che, quando una donna si avvicina alla sua menopausa, il grasso di corpo ottenere depositato intorno alla sua pancia. Ciò è dovuto dentro il suo corpo i suoi cambiamenti ormonali durante la menopausa.

Inoltre, la perdita di grasso del ventre per donne anziane può essere difficile a causa del loro metabolismo lento. Questo può portare le donne giù un percorso di grasso ventre distruttivo che è artificiale. Invece di cercare il miglior piano di perdita di grasso della pancia per le donne 50, più che scegliere la chirurgia plastica o liposuzione. Queste opzioni possono essere temporanei o colpire altre parti del vostro corpo. Ecco perché le donne di 50 e sopra dovrebbero andare con la perdita di grasso di pancia naturale.

Le donne con più di 50 anni dovrebbero cambiare la loro dieta e incorporano gli esercizi che verranno aiuteranno a Spinta loro metabolismo per bruciare più calorie. Possono utilizzare due punti vampate per aiutare il corpo a sbarazzarsi del grasso in eccesso nel loro corpo. Vostra dieta come una donna anziana deve essere regolato quindi oltre non mangi. L'Estratto di acai berry può anche aiutare a perdere e mantenere il grasso fuori con poco esercizio fisico necessario.

Maggior parte delle donne rinunciare dopo le prime due settimane di seguito esercizi consigliati e dieta ristretta. Rinunciare prende un pedaggio sul tuo corpo così come la vostra mente. Si poteva sentire molto delusi e lei penserà che sei un perdente e non sono bravi a raggiungere i vostri obiettivi. Proprio come ottenere la giusta mentalità, esecuzione di esercizi consigliati e seguire una dieta piano, ottenendo una motivazione sufficiente è anche cruciale per aiutarti a rimanere in pista.

Non importa se non può permettersi un abbonamento a una palestra o se semplicemente non ti piace lavorare con altre persone. È possibile eliminare quei chili indesiderati che avete. Anche se sono solo cercando di rassodare e tonificare in modo che i jeans si adattano appena a destra di nuovo, si può fare. La chiave è di avere l'allenamento brucia grasso di pancia giusto per voi. Gli allenamenti di masterizzazione proprio grassi per le donne sono le routine che offrono un arsenale di diversi esercizi. Quando si utilizzano un routine di allenamento di bruciare i grassi provato è non solo combattere grasso, ma di invecchiamento e cedimenti pure. Non c'è nessuno che ha un corpo perfetto, questo non significa che non puoi avere un corpo grande e sentire più giovane di anni pure. Qui alcuni passaggi che verranno aiuterà a ottenere quel corpo che hai sempre desiderato

Ottenere l'autorizzazione

In primo luogo, è buona idea che vedete un medico prima di iniziare qualsiasi esercizio di routine per un'autorizzazione medica. Ricordarsi inoltre di riscaldare e raffreddare i muscoli prima e dopo ogni lavoro fuori sessione.

Creare il giusto allenamento

Creare un allenamento appropriato. Sit ups, scricchiolii e gamba ascensori contribuire ad aumentare il numero di calorie bruciate per ridurre efficacemente il grasso della pancia.

Un buon esercizio di routine non sarebbe completa senza l'inclusione di camminare o fare jogging. È semplice, sicuro e non richiede alcuna attrezzatura supplementare. Parco più lontano dall'ingresso, prendete le scale anziché l'ascensore e trovare un amico o un cane a camminare con. A piedi 30 minuti 3-5 giorni a settimana è una buona regola empirica che avrà un impatto efficace che il grasso nella pancia. Dedizione al programma fornirà molte ricompense. Entro poche settimane che ci sarà una notevole differenza nel modo ti aspetto. Non ottenere abbastanza esercitazione è dannoso per la salute e una delle principali cause dell'obesità. Non importa la vostra età o sesso, questi allenamenti bruciagrassi buona per le donne saranno aumentare la vostra resistenza; migliorare la texture della pelle e l'elasticità e richiedere anni fuori del proprio corpo.

Diete con acai berry saranno aumentare il metabolismo di una donna e due punti pulisce volontà aiuto suo corpo liberarsi delle tossine che lei farà mantiene una buona pancia grassa gratis. Queste misure contribuiranno inoltre da costringendola a essere meno fame e ottenere il suo metabolismo regolato. Due punti pulisce anche avere i benefici aggiunti di abbassare la sua pressione sanguigna e colesterolo.

Per ottenere i benefici di perdita di grasso di pancia massima, è necessario bere molta acqua e assicurarsi che si stanno ottenendo la quantità adeguata di sonno. Naturalmente perdere grasso della pancia, come una donna devi consumare almeno tre o quattro litri di acqua ogni giorno, se non di più. Si dovrebbe anche ottenere un minimo di otto ore di sonno ogni notte. Un altro paio grandi opzioni può beneficiare di una donna più anziana è meditazione e yoga.

Quando si tratta di perdere il grasso della pancia per le donne di 50 anni, inoltre, è necessario essere pienamente impegnati in quanto non è un percorso facile, ma con la marcia giusta può essere facilmente raggiungibile in macchina.

CAPITOLO 9

MANTENERE IL VOSTRO VENTRE PIATTO

Ci sono anche alcuni cambiamenti di stile di vita che si dovrebbero fare per la perdita di grasso di pancia ottimale

Ottenere abbastanza sonno

Il sonno è una componente importante di perdita di grasso. Secondo la ricerca, meglio abitudini di sonno potrebbero portare a successo perdita di grasso. Privazione di sonno interferisce con grelina e leptina, che sono gli ormoni che ti aiutano nel regolare l'appetito.

Con questo, il corpo ha la tendenza ad indulgere in una dieta povera. È consigliabile arrivare circa sette-otto ore di sonno continuo per maggiore energia e minimo desiderio per il cibo.

Mangiare piccoli pasti

I dietisti suggeriscono che le donne che stanno lavorando sul loro piano di perdita di grasso devono mangiare cinque o sei piccoli pasti invece di due o tre grandi pasti. La maggior parte delle donne lo trovano difficile mangiare una porzione più piccola dei pasti quando stanno cercando di perdere grasso, ma questo è un concetto importante. Porzioni più piccole favorirà un nuovo ciclo di rotazione a causa dell'effetto termico del cibo che potrebbe causare al migliore metabolismo.

Masticare il cibo almeno otto volte prima di deglutire

Il cervello umano: fino a 20 minuti di sapere che lo stomaco è pieno. Quindi, è necessario prendere abbastanza tempo per masticare e gustare il cibo. Con questo, il cervello può monitorare quello che stai mangiando. Attendere fino a quando deglutito il cibo completamente prima di prendere un altro morso. Interrompere l'abitudine di guardare la TV mentre si mangia, perché il cervello sarà distratto e sarà necessario più tempo per rendersi conto che si è già completo.

Imparare a disintossicare

Fast Food e spuntini malsani di solito hanno le tossine che si aggiungono al collettivo grasso nel corpo. Scegliere alimenti biologici, perché questi sono privi di tali tossine.

Si deve anche imparare a disintossicare di tanto in tanto per assicurarsi che il vostro stomaco e l'intestino avrà una buona pulizia

ESERCIZI DA FARE

Una volta che hai ottenuto i vostri pasti in ordine, è il momento di esercizio di indirizzo. Integrando l'esercizio con i piani di pasto adeguato, stai aiutando il tuo corpo perdere peso più velocemente. Che è stato utilizzato per trasportare il peso diventerà presto una notizia vecchia.

Esercizio è importante. Facendo esercizio vi terrà più sano e più in forma. Molti uomini considerano panca e pesi di sollevamento come il loro modo di esercitare. Ci sono alcuni modi che potete andare circa perdere il sag metà sezione.

ESSERE FLESSIBILI NEI VOSTRI ALLENAMENTI

Essere flessibile e impegnata, è uno dei componenti più grande di poter perdere il grasso della pancia.

Qui ci sono le sessioni di allenamento ideale, flessibile per aiutarvi a sbarazzarsi di grasso della pancia completamente e mantenerla

1) Il nuoto è un ottimo modo per mantenere e bruciare i grassi, più è divertente. Libero nuotare per un'ora e bruciare centinaia di calorie.

2) Inoltre, attività che coinvolge te stesso nello sport aiuta a bruciare un sacco di grasso indesiderato. È possibile divertirsi ed essere esercitando allo stesso tempo.

3) Walking fornisce la potenza per perdere il grasso della pancia e mantenere il tuo ventre dall'ottenere il grasso in eccesso. Ricordarsi di oscillare le braccia e tenere i muscoli stretti e nascosto durante l'intero esercizio. Questo vi aiuterà a bruciare il grasso.

4) dumbbell piegature laterali sono anche bello lavorare fuori la zona del ventre. Afferrare un manubrio in ogni mano e lavorare senza intoppi da un lato a altro. Spostare su e giù per i movimenti.

Si dovrebbero sentire lungo i fianchi, masterizzazione e lavorare. Si tratta si brucia il grasso.

5) Provare una classe di esercizio per l'allenamento della forza e cardio. Combinando questi due si può avere il programma di esercizio ideale pur avendo divertenti e brucia grassi.

6) Provare a fare gli esercizi in breve scoppia invece che tutte in una volta sola. Può quindi riposare il corpo e andare avanti.

7) Planking è un ottimo modo per lavorare voi stessi più che l'ass. reggono in una posizione di push-up con i gomiti a terra. Questo può rafforzare non solo l'abs, ma anche le gambe e braccia.

8) Lavorare più gruppi muscolari. Se ti stai concentrando solo sugli addominali, non ti per ottenere i migliori risultati. Lavorando più appena l'abs, si può avere un aspetto più sottile, più tonico complessivo in un breve lasso di tempo.

Molte persone prima di aver perso i chili in più. Il programma di esercizio fisico e dieta può sembrare difficile, ma se sei davvero impegnata e voglio perdere quel grasso in più nella tua pancia.

Altri trucchi che motiveranno il vostro programma di perdita di grasso di pancia

Questo libro sta per ombra luce a voi su come si può essere in grado di motivare se stessi e mantenere il grasso della pancia per essere in eccesso o tenerlo basso.

(1) Monitorare i tuoi progressi

Perdere il grasso della pancia non è così facile come si potrebbe pensare. Esso può colpire la tua fermezza emotiva. Monitorare i vostri progressi vi aiuterà a tenere traccia del tuo piano. È possibile creare un semplice file di foglio elettronico per registrare i vostri progressi ogni giorno, o per maggiore accessibilità, è possibile scrivere loro su un piccolo taccuino. Una volta che ti senti che stai diventando fuori pista, basta esaminare il record. Anche quando tu non hai perso un chilo negli ultimi tre giorni, si potrebbero avere perso circa 10 chili da quando hai iniziato il piano di perdita di grasso della pancia.

(2) Guardarsi allo specchio

Basato su una ricerca pubblicata nel giornale internazionale di disturbi, vedendo l'immagine nello specchio può migliorare il vostro outlook e ti aiuterà a rimanere motivati. È anche ideale per parlare alla vostra riflessione con parole positive.

(3) Trovare amici in palestra

Entrare in una classe di esercizi di gruppo e amicizia con i tuoi compagni di palestra. Avere amici in palestra potrebbe ispirarvi a partecipare anche se ti senti come se non sono in vena. Il fattore di senso di colpa può funzionare anche qui. Se tutti sanno il tuo nome, si chiederanno perché non siete riusciti a frequentare la classe di esercizio. Con questo, ti può anche circondano con le persone che possono aiutare e servire come rete di supporto.

(4) Pagare l'abbonamento a una palestra per un anno

Si consiglia di pagare l'abbonamento in palestra per un anno. Perche '? Chi riuscirebbe a classi di palestra che hai già pagato per non perdere? Il vostro interiore economici-skate vi dirà che non si deve annullare l'adesione, perché sarà uno spreco di denaro.

CONCLUSIONE

Spero che questo libro ha ispirato su come tagliare giù questi grassi in eccesso nel vostro corpo. Dopo aver controllato le vostre condizioni di salute prima con il medico, è possibile utilizzare comodamente le strategie descritte in questo libro e sarà sicuramente ottenere buon risultato alla fine. Grazie ancora per aver dedicato il tuo tempo per passare attraverso questo libro pieno di conoscenza.